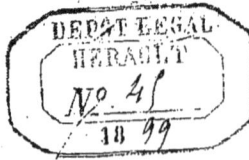

CONTRIBUTION A L'ÉTUDE

DU

TRAITEMENT DU TÉTANOS

PAR

LES INJECTIONS INTRA-CÉRÉBRALES

DE

SÉRUM ANTITOXIQUE

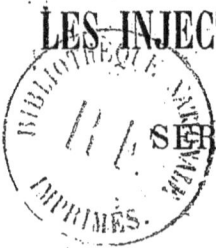

PAR

Aug. CHARPENTIER

DOCTEUR EN MÉDECINE

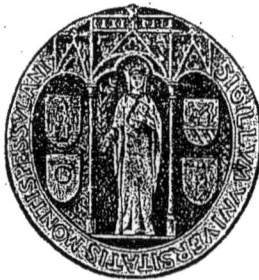

MONTPELLIER

IMPRIMERIE Gustave FIRMIN et MONTANE

Rue Ferdinand-Fabre et quai du Verdanson

—

M DCCC XCIX

CONTRIBUTION A L'ÉTUDE

DU

TRAITEMENT DU TÉTANOS

PAR

LES INJECTIONS INTRA-CÉRÉBRALES

DE

SÉRUM ANTITOXIQUE

PAR

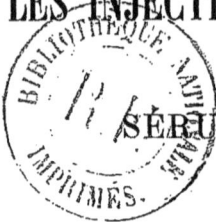

Aug. CHARPENTIER

DOCTEUR EN MÉDECINE

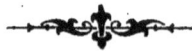

MONTPELLIER

IMPRIMERIE Gustave FIRMIN et MONTANE

Rue Ferdinand-Fabre et quai du Verdanson

—

M DCCC XCIX

A LA MÉMOIRE DE MON PÈRE ET DE MA MÈRE

Je désire que toutes mes forces, toute ma volonté,
conservent intact le gros héritage d'honneur
et de probité que vous nous avez laissé.

A MES FRÈRES ET BELLES-SOEURS

Je n'oublierai jamais toute l'affection
que vous m'avez témoignée.

A. CHARPENTIER.

AVANT-PROPOS

A tous nos Maîtres de l'Ecole de médecine de Rennes, nous adressons nos remercîments les plus cordiaux. Ce sont eux qui, pendant quatre années consécutives, ont guidé nos pas dans la carrière médicale; ils nous ont aidé de leurs sages conseils et nous ont fait aimer la médecine. Nous voudrions remercier personnellement chacun des Maîtres de l'Ecole de médecine de Rennes, mais la bienveillance constante que les uns et les autres nous ont témoignée nous permet de leur exprimer, à tous en même temps, l'assurance de notre vive gratitude.

Nous ne saurions enfin passer sous silence le temps trop court pendant lequel nous fûmes attaché comme interne aux principaux services de l'hôpital de Constantine.

Que MM. les docteurs Leroy et Morsly reçoivent ici l'hommage de notre respect et de notre reconnaissance pour toutes les marques d'affection qu'ils n'ont cessé de nous prodiguer.

Que nos sympathiques camarades d'internat soient persuadés que nous n'oublions point le temps passé au milieu d'eux. Nous leur conservons toujours notre inaltérable amitié.

Nous ne saurions trop remercier les Maîtres de la Faculté de Montpellier, et nous leur témoignons notre regret de ne pouvoir suivre plus longtemps leurs précieuses leçons.

Nous remercions tout particulièrement M. le professeur Sarda des bienveillants soins qu'il n'a cessé de nous prodiguer lors de notre maladie.

INTRODUCTION

Au congrès d'hygiène de Madrid, en avril 1898, MM. Roux et Borrel, de l'Institut Pasteur, firent connaître le résultat de leurs travaux sur la sérothérapie du tétanos et montrèrent, par des expériences sur l'animal, que, pour être nettement efficace, l'antitoxine devait être portée au contact de la cellule cérébrale, très rapidement impressionnée par la toxine du bacille de Nicolaiew. Cette découverte, publiée d'abord comme un fait expérimental, demandait, pour pouvoir être considérée comme une thérapeutique humaine, des faits cliniques positifs. Quelque temps après, en juin 1898, MM. Chauffard et Quénu publiaient la première observation de tétanos guéri après une injection intra-cérébrale d'antitoxine ; ensuite, à un court intervalle, MM. Garnier, Ombredanne, Bocaloglu, Robert, Heckel, Reynès, Delmas, apportèrent des observations nouvelles, dont les deux premières seules avaient été suivies de guérison.

Le 13 juillet 1898, notre Maître, M. le professeur Forgue, eut l'occasion, à Agde, de traiter par la même méthode un malade atteint de tétanos aigu. La guérison survint complètement en dix jours.

C'est cette observation positive, une des premières en date après celles de MM. Chauffard et Quénu, Garnier et Bocaloglu, qui nous a déterminé à choisir la méthode de Roux et Borrel, comme sujet de notre thèse inaugurale.

Nous n'avons point la prétention de faire un travail complet sur cette question que d'autres plus compétents ont déjà étudiée et décrite. Nous avons simplement voulu réunir les observations dans lesquelles on a mis en œuvre les injections intra-cérébrales d'antitoxine pour en comparer les résultats, sans espérer d'ailleurs en tirer des conclusions susceptibles de confirmer ou d'infirmer la valeur curative de la méthode de Roux et Borrel.

Le plan de notre travail a été le suivant :

Dans le premier chapitre, nous essayons de démontrer que le sérum antitoxique en injections sous-cutanées n'est qu'un moyen préventif, mais jamais curateur. C'est l'historique du sérum antiténanique.

Dans un second chapitre, nous nous efforçons de démontrer l'efficacité du traitement du tétanos par les injections intra-cérébrales, selon la méthode de Roux et Borrel.

Le troisième est réservé à la technique de l'opération.

Le quatrième comprend les observations que nous divisons :

1° En cas de guérison ;

2° En cas de mort.

Dans le cinquième chapitre, nous discutons les résultats opératoires.

Viennent ensuite les conclusions qui découlent de cette étude.

Nous exprimons à M. le professeur Forgue notre respectueuse reconnaissance, pour la bienveillance qu'il nous a témoignée en acceptant la présidence de notre thèse.

CONTRIBUTION A L'ÉTUDE

DU

TRAITEMENT DU TÉTANOS

PAR

LES INJECTIONS INTRA-CÉRÉBRALES

DU

SÉRUM ANTITOXIQUE

CHAPITRE PREMIER

TRAITEMENT DU TÉTANOS

I. *Moyens médicamenteux.* — Les moyens médicamenteux (bromure, chloral, morphine à hautes doses) étaient inefficaces à guérir le tétanos déclaré. Il fallait opposer un nouveau traitement à cette affection dont le pronostic était des plus sombres.

II. *Sérothérapie.* — Les travaux de Richet-Héri, Corat, Bouchard, Charrier et, surtout, ceux de Behring, Kitasato nous donnèrent une arme nouvelle contre le tétanos. Le sérum anti-toxique était découvert (1890). Voici les conclusions de ces auteurs :

« Lorsqu'un animal est vacciné contre le tétanos, son sang mélangé à la toxine tétanique neutralise les effets de celle-ci ; injecté à l'animal neutre, il le rend réfractaire au tétanos ; injecté à l'animal tétanique, il le guérit. Les mêmes propriétés

appartiennent au sérum du sang privé de tout élément cel-
lulaire. »

L'application du sérum était d'emblée brillante, puisqu'il
s'agissait de la prévention et de la guérison du tétanos. Les
expériences de Behring étaient concluantes : une souris, atteinte
de tétanos généralisé et presque mourante, est guérie à coup
sûr par une injection intra-péritonéale de sang de lapin
réfractaire.

L'année suivante, Tizzoni et Cattani confirment la propriété
antitoxique du sang des animaux immunisés, mais ne peuvent
guérir le tétanos déclaré ; Vaillard démontre que l'immunité
suivant les injections n'est pas durable, elle disparaît au bout
de quelques jours.

En août 1891, Kitasato affirme, à nouveau, au Congrès de
Londres, que le sérum antitétanique en injections sous-cutanées
guérit les souris contracturées. Surviennent alors un certain
nombre d'observations italiennes, non probantes, de cas
humains guéris par le sérum ainsi injecté. Quelques échecs sont
publiés.

En 1892, Behring et Kitasato font paraître chacun un
mémoire, dans lequel ils sont beaucoup moins affirmatifs sur
la guérison du tétanos confirmé ; ils ont fait des expériences,
parmi lesquelles il y en a à plaider en faveur du pouvoir curateur des injections sous-cutanées du sérum antitoxique dans le
tétanos ; mais ces expériences ne résistent pas à la critique.

Il en résulte que le sérum en injections sous-cutanées est
préventif. Vaillard a démontré, en 1892, que le sérum n'est
qu'un antitoxique et non un bactéricide. D'après Roux et
Vaillard, le sérum est plus actif *in vitro* qu'injecté préventivement sous la peau. Il résulte de leurs expériences que le
sérum, injecté avant la toxine, empêche la production du tétanos ; injecté en même temps ou dans les premières heures qui
suivent, il transforme un tétanos généralisé mortel en tétanos

localisé curable ; injecté à la fin de la période d'incubation ou après l'apparition des contractures, il est absolument inefficace. La question est définitivement jugée, il ne faut pas espérer guérir le tétanos confirmé ou prêt à éclater par des injections sous-cutanées de sérum antitétanique.

M. le professeur Boinet, de Marseille, rapporte deux observations de cas de tétanos guéris par les injections sous-cutanées de sérum antitoxique. Nous ferons remarquer ici que ces cas de tétanos étaient des cas de tétanos à évolution peu rapide, à marche lente ; dans l'un des cas, l'incubation a été de 16 jours. Presque toujours, il s'est agi de ces formes subaiguës, si favorables à la guérison.

D'après ce qui précède, le sérum antitétanique en injections sous-cutanées ne devrait pas être employé dans le traitement du tétanos confirmé. Tous les cas de guérison par cette pratique publiés sont sujets à critiques. Comme nous l'avons vu, c'étaient des cas de tétanos spontanément curables d'après les règles pronostiques que nous avons établies. Il est donc infiniment probable qu'il est inutile d'injecter du sérum sous la peau d'un tétanique.

Cette pratique doit cependant être continuée. Il est bien certain que la toxine sécrétée et *utilisée* à ce moment l'est, en général, en assez grande quantité pour faire évoluer la maladie jusqu'à sa terminaison fatale. Contre cette toxine déjà fixée et *utilisée* en un mot, le sérum en injection sous-cutanée ne peut rien. Son action locale pourra, cependant, être utile *contre* la formation dans la plaie de nouvelles toxines. Des cas de tétanos, apparemment bénins, sont devenus brusquement d'une extrême gravité ; peut-être le sérum injecté sous la peau est-il, en ce cas, d'une certaine efficacité, à la condition d'être injecté aussitôt que possible

Aussi, par mesure de prudence, devra-t-on injecter sous la

peau, aussi rapidement que possible, du sérum antitoxique à la dose de 20 à 40 cc. ; l'opération sera répétée pendant 3 jours.

Le sérum antitétanique ainsi injecté est un préservatif souverain. C'est pour la prophylaxie du tétanos qu'il doit être couramment employé. On sait quelles sont les plaies tétaniques, on sait quelles sont les opérations vétérinaires qui se compliquent le plus souvent de tétanos.

Dans tous ces cas, le chirurgien est coupable s'il ne se sert pas du sérum antitétanique comme préventif : tout tétanos survenant dans ces cas doit lui être imputé.

L'expérimentation le démontre, les statistiques concordent parfaitement. Les statistiques médicales sont peu concluantes, le tétanos est devenu assez rare chez l'homme pour que le hasard puisse faire injecter préventivement des quantités de blessés sans qu'un seul ait l'occasion d'en retirer bénéfice. Il n'en est pas ainsi des statistiques vétérinaires. M. Nocard s'est spécialement occupé du cheval ; son mémoire est des plus concluants. Certains accidents, assez fréquents chez cet animal, (clous de rue, piqûres de maréchal), des opérations, comme la castration, s'accompagnent assez souvent de tétanos chez le cheval pour qu'on puisse établir un pourcentage de cette complication dans la clientèle d'un vétérinaire.

Du 1er août 1895 au 1er juin 1897, M. Nocard a distribué aux vétérinaires : 7000 flacons de 10 cc. de sérum qui ont été injectés à 3500 chevaux environ, comme moyen préventif. Il connaît les résultats pour 2727 chevaux. 2300 ont été injectés immédiatement après la castration ; aucun n'a présenté de tétanos. 400 n'ont reçu le sérum que plusieurs jours après l'opération, aucun n'est devenu tétanique. Pendant ce temps, les 63 correspondants de M. Nocard observaient 259 cas de tétanos chez des animaux non injectés dont 191 chevaux. Un vétérinaire a eu son écurie infectée ; il injecte, à partir de ce moment, tous ses opérés préventivement avec du sérum ; il peut faire 163 castrations sans un seul cas de tétanos.

Nocard estime que le sérum sauve 40 p. 100 des chevaux atteints de clous de rue, de piqûres de maréchal. Peut-il exister de plus concluantes statistiques ?

On injectera donc, à l'homme, préventivement, aussitôt que possible, deux doses de 10 à 20 cc. de sérum très actif, à 2 ou 3 jours d'intervalle, ou une dose de sérum d'activité moyenne, tous les jours, pendant 5 jours ; on recommencera au bout de 8 jours, si le foyer infectieux persiste.

Les accidents post-sérothérapiques sont insignifiants. Le plus souvent on n'observe rien. Quelquefois, l'injecté présente de la rougeur locale, du prurit, une éruption plus ou moins étendue, un peu de fièvre, des arthropathies légères. Jamais ses jours ne sont mis en danger ; bien rarement ses occupations ont à souffrir des effets du sérum lui-même.

Innocuité et efficacité, telle est la devise du sérum antitétanique injecté à titre préventif.

CHAPITRE II

INJECTIONS INTRA-CÉRÉBRALES DE SÉRUM ANTITÉTANIQUE

La pathologie expérimentale et l'observation clinique montrent avec une égale netteté que, si la sérothérapie antitétanique (injections sous-cutanées) est une méthode préventive d'efficacité certaine, ses effets curatifs, une fois le tétanos déclaré, sont le plus souvent nuls ou insignifiants. Le sérum antitétanique, injecté sous la peau, n'est donc pas curateur. Roux et Borrel, continuant leurs travaux sur le tétanos cérébral, sont arrivés à une méthode curative du tétanos, au moyen du sérum : *il suffirait de l'injecter directement dans la substance cérébrale du tétanique.*

Dans un travail récent, communiqué au Congrès international d'hygiène de Madrid, en avril 1898, MM. Roux et Borrel ont donné l'explication de ce double fait que le sérum en injections sous-cutanées n'est pas curateur du tétanos, mais est efficace injecté à titre préventif.

Dans le tétanos, comme dans la diphtérie, les cellules nerveuses n'ont pas la même affinité pour l'antitoxine que pour la toxine.

Aussi, l'antitoxine tétanique injectée aux animaux reste-t-elle dans le sang, tandis que la toxine en est extraite et fixée par les éléments nerveux. Le contrepoison n'arrive pas au contact du poison, et les deux substances, pourtant si rapprochées, ne se rencontrent pas. Le sérum est efficace contre la toxine mise sous la peau puisque la majeure partie de celle-ci passera par le sang; mais il est impuissant contre le poison arrivé déjà aux éléments nerveux. C'est pourquoi, dans le tétanos déclaré, il échoue si souvent.

Partant de cette donnée, Roux et Borrel arrivent à une conclusion toute nouvelle :

« S'il en est ainsi, disent-ils, ce n'est pas dans le sang des tétaniques qu'il faut accumuler l'antitoxine pour les guérir ; il faut la mettre là même où progresse la toxine et préserver les portions vitales de la moelle avant qu'elles soient atteintes. »

Les expériences de Roux-Borrel ont démontré le bien fondé de ces conclusions.

A 20 cobayes de 400 à 500 grammes, on injecte, dans une patte postérieure, une dose de toxine tétanique mortelle en 70 heures environ.

18 heures après, tous les cobayes ont de la raideur de la patte. A la 24ᵉ heure, ils sont tous tétaniques.

Les 5 plus gros sont conservés comme témoins.

Les 15 autres sont divisés en trois lots.

Un cobaye du 1ᵉʳ lot reçoit, 24 heures après l'injection de toxine, 1 cc. de sérum antitétanique sous la peau. Aux 4 autres, on donne, en pleine substance cérébrale, 4 gouttes du même sérum dans chaque hémisphère, soit à peu près un quart de centimètre cube.

On agit de la même façon avec les cobayes des 2ᵉ et 3ᵉ lots qui sont traités à la 28ᵉ et à la 32ᵉ heure.

Les résultats sont les suivants :

Les 5 cobayes témoins succombent de la 67ᵉ à la 74ᵉ heure.

Les 3 autres cobayes au sérum sous la peau meurent de la 64 à la 72ᵉ heure.

Les 12 autres cobayes au sérum dans le sang ont leur tétanos arrêté. Les contractures restent limitées à une patte ou aux deux pattes postérieures, suivant l'heure de l'intervention. Un mois après, les cobayes sont bien portants, mais les contractures persistent encore.

Sur 45 cobayes ainsi traités, 35 ont survécu, tandis que deux seulement sur 17 traités par de grandes quantités de sérum sous la peau. 17 cobayes témoins sont morts.

« Il ne suffit pas, disent Roux et Borrel, de donner de l'antitoxine, il faut la mettre au bon endroit.

» L'antitoxine déposée dans le cerveau préserverait la moelle supérieure et sauverait ainsi l'animal à la condition toutefois que le bulbe ne soit pas déjà atteint ; mais elle ne déferait pas les lésions déja accomplies.

» Ainsi l'injection intra-cérébrale ne sauve pas tous les animaux tétaniques, si l'empoisonnement de la moelle supérieure est fait, la mort ne sera pas évitée (Roux-Borrel) ».

L'injection intra-cérébrale est très bien supportée. Le cerveau de cobaye tolère bien 8 gouttes et celui de lapin 1/2 cc. de sérum ; la santé n'est en rien troublée.

L'injection, faite au niveau du pied de la deuxième frontale, ménage les centres psycho-moteurs, n'y produit aucun désordre et en est assez proche pour que l'antitoxine puisse atteindre facilement ces centres.

Le mémoire de Roux-Borrel se termine par les expériences suivantes. Si un lapin immunisé contre le tétanos prend néanmoins le tétanos cérébral, il est bien difficile d'admettre, avec les Allemands, que ce sont les cellules nerveuses qui préparent l'antitoxine. De même, le rat supporte très bien la toxine diphtérique sous la peau ; ses cellules cérébrales ne sont cependant pas insensibles à ce poison. Une dose, incapable de rien produire sous la peau, introduite dans le cerveau, amène une paralysie totale et la mort. De même encore, 0,30 de chlorhydrate de morphine injectés sous la peau du lapin restent sans effets ; 0,001, dans le cerveau, tue l'animal. Ce n'est donc ni une insensibilité des cellules nerveuses aux poisons, ni la sécrétion par elles d'une antitoxine qui peuvent expliquer l'immunité naturelle ou acquise de certains animaux.

La méthode de Roux et Borrel a été appliquée à l'homme. *A priori*, les résultats obtenus sur le cobaye ne peuvent pas s'appliquer fatalement à l'homme. Nous avons vu trop d'exemples des différences d'action d'une même expérience, suivant l'animal employé, pour généraliser aussi hâtivement. Seuls, des essais directs, rendus possibles par l'innocuité de l'opération, pouvaient trancher la question.

Actuellement, 24 cas humains ont été, à notre connaissance, traités par les injections intra-cérébrales de sérum antitoxique.

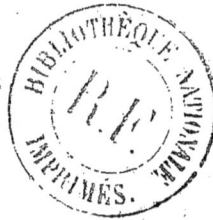

CHAPITRE III

TECHNIQUE DES INJECTIONS INTRA-CÉRÉBRALES

La tête est entièrement rasée, lavée soigneusement, après un vigoureux brossage au savon, à l'alcool, à l'éther et à la liqueur de Van Swieten. L'opérateur et ses aides se soumettront à une rigoureuse antiseptie.

Le malade, étant endormi sous le chloroforme, l'injection d'antitoxine est faite successivement à droite et à gauche. Du côté droit, le chirurgien pratique une petite incision du cuir chevelu, courbe, à concavité antéro-inférieure, longue de 4 centimètres, et allant d'emblée jusqu'à l'os. Le centre de cette incision est situé sur le trajet d'une verticale passant par le bord antérieur de l'apophyse orbitaire externe, à 8 centimètres de celle-ci. Le petit lambeau curviligne qui résulte de cette incision est rapidement disséqué et détaché de l'os avec la rugine ; deux pinces de Kocher le tiennent relevé en arrière et en haut. On trépane alors avec une petite fraise qui donne une ouverture de 8 millimètres de diamètre. La dure-mère, mise à nu, est incisée suivant un diamètre. L'opérateur enfonce l'aiguille à une profondeur de 6 centimètres environ et pousse lentement l'injection.

On injecte environ 1 centimètre 1/2 ou 2 centimètres cubes de sérum concentré à moitié (sérum desséché, redissous dans 5 centimètres cubes au lieu de 10) et préparé au moment même. L'injection, poussée goutte à goutte, doit durer 5 à 6 minutes ; l'opérateur aura soin, avant de retirer l'aiguille, de répandre quelques gouttes sous les enveloppes cérébrales. Le trocart retiré, généralement il n'y a pas d'hémorragie et pas de phénomène spécial pendant l'injection. La plaie est lavée à la liqueur de Van Swieten et fermée par trois points de suture.

La même opération est répétée du côté gauche : incision de 3 centimètres au même point, trépanation, injection, suture de la plaie cutanée. Les deux plaies sont saupoudrées d'iodo-forme, recouvertes de gaze iodoformée, de coton hydrophile, coton ordinaire, et une bande fixe le tout.

Pendant que le malade est sous l'influence du sommeil chloroformique, le chirurgien en profite pour nettoyer la plaie qui a donné naissance au tétanos ; ablation des débris septiques : ongles, fragments d'épiderme, morceaux de tissu cellu-laire, tendons sphacélés, esquilles osseuses.

Ces matières sont recueillies dans un tube stérilisé pour être inoculées. Le membre est ensuite soigneusement désin-fecté à l'alcool, à l'éther, au sublimé. L'eau oxygénée serait, d'après Lucas-Championnière, un excellent antiseptique, bon marché et fort peu toxique, qui trouverait, fort à propos ici, son emploi, le bacille de Nicolaïew étant anaérobie. Le mem-bre sera ensuite entouré d'un pansement humide.

CHAPITRE IV

OBSERVATION PREMIÈRE

(Due à MM. Chauffard et Quénu, recueillie par M. Borrel)

Tétanos traumatique traité et guéri par injection intra-cérébrale d'antitoxine

Edouard M... est âgé de 26 ans. C'est un jeune homme bien portant, sans antécédents pathologiques ni tare préalable. Il est assez grand, très intelligent, mais de structure un peu frêle et encore presque infantile.

Il est jardinier de son état, et, le 8 avril, il est blessé par un chassis de serre qui lui tombe sur les doigts et lui écrase l'extrémité de l'index et de l'annulaire de la main gauche. Après l'accident, le malade est soigné par un pharmacien qui le panse avec de l'amadou imbibé de perchlorure de fer.

Le malade ne se présente que le 12 à la consultation de Cochin. A ce moment on constate :

1° Les 2 plaies des doigts II et IV de la main gauche, avec fracture de la phalangette à sa base; une plaie anfractueuse, qui divise tous les téguments de la moitié dorsale de la troisième phalange et qui se prolonge en bas en décollant un peu l'os des téguments palmaires;

2° Sur la face dorsale de la main, une rougeur et trois ou quatre phlyctènes grosses comme un œuf de pigeon, contenant une sérosité jaunâtre louche.

Toute la main est tuméfiée, œdémateuse, mais le malade ne souffre pas de fièvre.

Jusqu'au 22 avril, il est soigné tous les jours, à la consultation, avec des pansements humides phéniqués. Le gonflement de la main persiste ; le malade continue à travailler un peu.

22 avril. — Gêne dans la mâchoire. Le malade est envoyé chez un dentiste qui pense au tétanos, la dentition étant bonne. Gargarisme.

23 avril. — Difficulté pour ouvrir la bouche, alimentation solide impossible, pas de dysphagie, douleurs dans la nuque, flexion et extension de la tête difficiles et douloureuses. Le malade, après avoir prévenu ses parents, entre le 25 à l'hôpital, service de M. Chauffard. Raideur absolue de la nuque, immobilité de la tête, trismus très prononcé, rire sardonique.

Devant l'aggravation des symptômes, l'opération est conseillée par MM. Roux, Borrel et Quénu ; elle a lieu le 26.

Pendant toute l'opération qui a duré environ trois quarts d'heure, le malade a très bien dormi ; pendant l'injection en particulier, on n'a rien noté de spécial, le pouls, à 130, est resté absolument sans changement comme rythme, fréquence ou force. Après une heure, le malade, sorti du sommeil chloroformique, dit quelques mots, répond très bien aux questions qu'on lui pose. L'intelligence est intacte, la mémoire complète ; il raconte son histoire, les détails de son accident, etc.... ; il peut même lire. Les mouvements des membres sont faciles, non douloureux.

L'opération a eu lieu à 3 heures du soir.

6 heures, température 37,2; pouls, 122; respiration, 25.

Le malade est calme, n'accuse aucune douleur spontanée; sa figure est toujours grimaçante. Toujours raideur douloureuse de la nuque. Un peu d'ensellure lombaire ; on passe aisément la main et le bras entre le dos du malade et le plan du lit ; il est vrai que le malade est un peu élevé par ses oreillers.

7 heures, température, 37,3; pouls, 122 ; respiration, 26.

Le malade paraît un peu mieux ouvrir la bouche. Il se plaint de douleurs dans le dos, au niveau des plaies des mouches de Milan qu'on lui avait précédemment mises. Il urine, lui-même, 550 grammes.

8 heures, température, 37° ; pouls, 110 ; respiration, 22.

Le malade demande constamment à boire, se plaint que son pansement de la tête le serre trop ; il lui attribue la gêne causée par le trismus.

9 heures. — T. 37,5 ; R. 27 ; P. 124.

Peau chaude et moite, le malade transpire beaucoup. Il est alimenté avec un Todd et des grogs froids qu'il aspire avec un tube en caoutchouc.

27 avril, minuit. — T. 38.2 ; P. 140 ; R. 28.

1 h. — T. 28.2 ; P. 150 ; R. 28.

Le malade est agité et a un peu de délire.

2 h. — T. 38,2 ; P. 140 ; R. 28, urine environ 100 gr.

3 h. — T. 38° ; P. 130 ; R. 34.

5 h. — T. 37,8 ; P. 125 ; R. 24, urine — 100 gr.

6 h. — T. 38,6 ; P. 138 ; R. 36, — — 180 —

7 h. — T. 38,8 ; P. 132 ; R. 26

8 h. — T. 39° ; P. 134 ; R. 30

9 h. — T. 39° ; P. 140 ; R. 30

Transpiration abondante. Le malade se trouve bien ; il est gai, pas de rictus. Secousses tétaniques douloureuses, de temps en temps (de 3 en 5 minutes).

10 h. — T. 38,8 ; P. 140 ; R. 30.

Le malade n'ayant pas été à la selle depuis plusieurs jours, on lui administre un lavement glycériné qui amène d'abondantes selles dures.

Le pansement de la main est refait ; bain de sublimé.

Les plaies sont touchées à la teinture d'iode. Pansement

humide. On continue à donner, pour tout traitement, des grogs glacés et du lait (1 lit. 1/2 en 24 h.) pris par aspiration.

> 11 h., T. 38,5 P. 148 R. 29
> Midi, T. 38,1 P. 140 R. 30
> 4. h. s. T. 38,6 P. 138 R. 24

Le malade se plaint beaucoup de la nuque ; quelquefois soubresauts. Soif intense, le malade demande du lait à chaque instant. La langue, qui a été pincée pendant l'opération, et sa bouche répandent une odeur infecte ; pour combattre celle-ci, on le fait gargariser fréquemment. Un peu de divagation.

8 h. soir, T. 38,9 P. 136 R. 28

Le malade ne pouvant dormir on lui donne 1 gr. de chloral.

> 28 avril, minuit, T. 38 P. 128
> 4 h., T. 38,6
> 8 h., T. 38 P. 152

Toute la nuit, le malade a été agité ; subdélire.

Il n'a pas dormi un instant. Transpiration considérable.

Ce matin il se plaint de douleurs lombaires. Il n'a pas uriné depuis hier soir : on lui retire environ 350 gr. d'urine avec une sonde.

Injection de 350 gr. de sérum artificiel et de 20 cm. cubes de sérum antitétanique. Le pansement de la main est refait : bain d'eau oxygénée ; attouchement à la teinture d'iode. Pansement humide au sublimé.

Le malade continue à s'alimenter avec du lait (2 lit.). Un lavement simple amène une selle.

> Midi, T. 38.7
> 4 h., T. 38,4 P. 128

Le malade a été sondé à 3 h. ce qui ramène 350 gr. d'urine,

en tout 900 gr. pour les 24 h. Le malade est plus calme ; secousses tétaniques intermittentes. 8 h., T. 39.

29 avril, minuit, T. 39,2
4 h., T. 38,7
8 h., T. 38,7   P. 140

Le malade a passé une nuit très agitée ; subdélire ; il est tombé de son lit en s'agitant, et, ce matin, il se plaint de douleurs dans les jambes et au niveau des reins. Il a beaucoup transpiré.

Ce matin, il paraît un peu reposé, mais il présente néanmoins une excitation anormale ; il cause beaucoup, répond aux questions, puis, se perd, prononce des paroles incohérentes et a quelques hallucinations. Apparition de petits sudamina prurigineux sur tout le corps ; le malade n'urine pas seul, on est obligé de le sonder : 360 gr. d'urine dans la journée. Le trismus paraît plus intense que la veille, le malade prend avec peine son biberon, la figure est redevenue un peu grimaçante.

Traitement : inj. de 20 cm. cubes de sérum antitétanique ; inj. de 800 gr. de sérum artificiel, 2 lit. 1/2 de lait dans la journée, un lavement simple le matin ; le soir, un lavement nutritif qui est gardé. Pansement de la main comme hier. Dans l'après-midi, le malade est assez tranquille.

Midi, T. 38
4 h., T. 39,4   P. 150
8 h., T. 39,4   P. 148

Quelques secousses, le malade se plaint de la jambe droite où on lui a fait les injections de sérum, il cause à tort et à travers, mais répond bien aux questions.

30 avril, minuit, T. 38
4 h., T. 38,2
8 h., T. 38   P. 120

La nuit a été agitée. Ce matin, le malade est beaucoup plus calme; l'état général meilleur. Au point de vue du tétanos, l'état est stationnaire, toujours quelques secousses douloureuses.

Traitement : 1 lit. de sérum artif. en inj. s.-cut. qui est mal supporté, injection douloureuse mal résorbée ; douleurs très vives dans la région qui est œdématiée ; le malade se plaint aussi de sa jambe droite ; 20 cm. cubes de sérum antitétanique, 2 lit. 1/2 de lait dans la journée, un lavement nutritif le soir. Pansement de la main, les doigts sont très bien ; les plaies granuleuses sont de bon aspect. Le malade urine 750 gr., grâce à la sonde.

Midi, T. 38,3
4 h., T. 39,4 P. 152
8 h., T. 39,4 P. 148

L'après-midi, une crise douloureuse assez vive, occasionnée par des essais d'expulsion de crachats qu'il ne peut faire qu'aux prix de secousses et d'efforts violents.

1er mai, minuit, T. 38,9
4 h., T. 38,9
8 h., T. 38,4 P. 124

Le malade a eu une nuit très agitée : il n'a pas encore dormi depuis l'opération. Ce matin, il se plaint de douleurs très vives dans le côté droit et la jambe correspondant à l'injection ; il se plaint, en outre, de douleurs articulaires.

Traitement : 20 cm. cubes de sérum antitétanique, 3 lit. de lait, un lavement nutritif. Le malade doit toujours être sondé: 800 gr. urine. Le pansement est refait comme d'habitude.

Midi, T. 38,1/2 P. 120
4 h., T. 38,2 P. 120

Le malade a dormi un peu cet après-midi, mais presque

aussitôt il était réveillé par des secousses douloureuses. Il est calme. 8 h., T. 38.

2 mai, minuit, T. 38,9
4 h.,   T. 37,9
8 h.,   T. 37,9   P. 132

Le malade a dormi une grande partie de la nuit; ce matin il est très calme et n'a pas de subdélire. Encore quelques douleurs articulaires ; 3 lit. de lait, un lavement nutritif, 40 cm. cubes de sérum antitétanique. Pansement de la main comme à l'ordinaire.

12 h., T. 38,1
4 h., T. 38   P. 123

Le malade à quelques secousses douloureuses et se plaint de ses muscles lombaires.

3 mai, minuit, T. 37,7
4 h.,   T. 38
8 h.,   T. 38   P. 134

Le malade a mal dormi la nuit; il n'accuse pas de douleurs spontanées. Le pansement de la tête est défait, ablation des fils. La réunion est parfaite à l'exception d'un fil qui a suppuré à droite ; la plaie est un peu écartée. Le pansement de la main n'est plus refait que-tous les 2 jours ; 750 gr. d'urine sont retirées avec la sonde ; 3 lit. de lait, 20 cm. cubes de sérum antitétanique.

Midi, T. 38,1
4 h., T. 38,   P. 120

Le malade a dormi un peu cet après-midi. Sueurs abondantes. 8 h., T. 38,2 ; P. 120. Minuit, T. 37,9.

4 mai. — 8 h. matin, T. 37,6 ; P. 100. 8 h. soir, T. 37,7 ; P. 96.

Le malade va beaucoup mieux et entre vraiment en convalescence. L'état tétanique est toujours le même ; il ne peut ouvrir la bouche ; raideur absolue du tronc. Mouvements de la tête impossibles. Urines 750 gr. Le malade peut aller à la selle sans lavements. Eruption sur tout le dos de papules ou même, par places, de véritables pustules ressemblant à de l'acné.

5 mai. — Matin, T. 37,4 ; P. 100 ; urines 250 gr. Soir, T. 37,5 ; P. 100.

Le malade dort bien maintenant ; encore quelques petites secousses tétaniques pendant le sommeil.

6. — Matin, 37,3 ; P. 92. Soir, 37,6 ; P. 96.

7. — Matin, 37,6 ; P. 106. Soir, 37,7 ; P. 100.

Le malade commence à uriner seul. La tête commence à pouvoir être mobilisée. Il se plaint encore de son pied.

8. — Matin, 37,4 ; P. 96 ; urines 600 gr. Soir, T. 37,2 ; P. 102.

Amélioration considérable. Le malade remue la tête et peut presque s'asseoir. Il commence à pouvoir manger un œuf.

9. — Matin, 38,2 ; P. 120 ; urines 1 litre. Soir, 37,4 ; P. 108.

Le malade a mal dormi : il est plus agité ce matin. Eruption de papules généralisée. Quelques petites plaies au sacrum et au dos, que l'on panse à la poudre de Championnière. Les mouvements volontaires de la tête sont beaucoup plus étendus et faciles ; le malade commence à ouvrir la bouche.

10. — Matin, T. 37,4 ; P. 108 ; riunes 2 litres 900. Soir, T. 36,8 ; P. 88.

11. — Matin, T. 36,8 ; P. 88 ; urines 1,600 gr. Soir, T. 36,9 ; P. 88.

14. — Le malade ouvre maintenant complètement la bouche et peut commencer à manger de la viande. La plaie droite de la tête, à bourgeons exubérants, est énergiquement cautérisée au nitrate tous les jours et pansée.

18. — Le malade peut s'asseoir sur son lit et rester assis dans un fauteuil.

20. — Opération de régularisation des plaies des doigts par M. Guérin ; résection aux ciseaux d'une partie de la base de la phalangette des 2e et 4e doigts de la main gauche. Curettage des plaies, surtout de celles de l'index. Réunion par un crin. Pansement sec. Le malade conservera donc l'extrémité des doigts, qui seront un peu plus courts de quelques millimètres. Les pansements de la tête sont continués.

22. — La plaie de la tête est réduite d'un tiers environ. Cautérisation large, lavage à l'alcool, pansement sec. Le malade commence à pouvoir se lever et à marcher.

27. — Les crins des doigts sont enlevés ; les deux extrémités des doigts sont bien reprises, Le malade va tout-à-fait bien maintenant ; il reste levé toute la journée et descend au jardin.

On constate un peu d'œdème périmalléolaire, surtout le soir, mais persistant pendant la nuit et le matin. Les urines, examinées avec soin, ne contiennent pas d'albumine et n'en ont jamais contenu ; on constate un léger souffle extra-cardiaque en dessous de la pointe.

1er juin. — L'œdème des malléoles a disparu ; il n'y a pas d'albumine. On entend toujours un souffle extra-cardiaque très léger ; l'impulsion cardiaque est exagérée, et, de temps en temps, on constate des irrégularités du pouls ; la tension artérielle est de 20.

La guérison est obtenue sans qu'aucune trace de lésion cérébrale ne survive à l'opération, et le malade est tel qu'avant sa maladie.

Observation II

Un cas de tétanos traité par l'injection intra-cérébrale d'antitoxine
par M. Garnier, interne des hôpitaux. — Guérison.

Le nommé Joseph A..., âgé de 53 ans, charretier, entre, le
6 juin 1898, à l'hôpital de la Porte d'Aubervilliers, dans le service de M. Roger.

Cet homme est tombé malade le 5 juin ; déjà, depuis 3 ou 4
jours, il ressentait un peu de gêne pour ouvrir la bouche, mais
ce n'est que le 5 qu'il a dû quitter son travail. A ce moment, la
contracture de la mâchoire est devenue permanente, et il éprouve
des douleurs dans la nuque, la colonne vertébrale et les lom-
bes. Nous le voyons, au moment de son arrivée, c'est-à-dire le
6, à 11 heures du soir ; nous constatons un trismus assez
intense, mais le malade peut encore entr'ouvrir la bouche ; il
y a, de plus, de la raideur dans les muscles des membres inférieurs et du tronc ; le pouls et la respiration sont calmes ; la
température est à 38,9 ; il n'y a pas de crises convulsives
douloureuses. Le malade est porteur de deux ulcères variqueux
siégeant à la face interne de la jambe gauche. Le diagnostic
de tétanos est évident ; nous faisons de suite une injection de
10 cc. de sérum antitétanique dans les veines. Le lendemain
matin la température est tombée à 37 ; il n'y a pas eu de crises
convulsives ; mais le malade est entièrement contracturé et se
plaint de douleurs assez vives. M. Roger, qui voit alors le
malade, confirme le diagnostic et prescrit deux lavements de
chloral : un, de 6 grammes, le matin, l'autre de 4 grammes, le
soir.

Dans la journée, l'état reste le même ; le soir, vers 9 heures,
il se produit une petite crise douloureuse, généralisée, qui ne
se renouvelle pas ; la température est de 37,4.

Le lendemain 8, l'état général est toujours bon ; la crise convulsive d'hier soir est restée unique ; aussi, devant la bénignité des symptômes, l'intervention est différée ; on se contente de faire une nouvelle injection intra-veineuse de 20 cc., et on continue le chloral, à la dose de 8 gram. en deux fois. Mais, dans la journée, l'état du malade s'aggrave, d'autres crises convulsives apparaissent, qui se répètent la nuit suivante.

Le 9. — La température est à 38,2 ; les crises sont devenues très fréquentes et se répètent toutes les 2 ou 3 minutes. Le malade est en opisthotonos, tous les muscles sont fortement contracturés ; les mâchoires ne s'entr'ouvrent que difficilement, le thorax entier est immobilisé, les intercostaux sont pris, la respiration est uniquement diaphragmatique. L'intervention est décidée immédiatement. On fait prévenir M. Souligoux, chirurgien de garde. Une nouvelle injection de 20 cc. est faite sous la peau et l'opération est pratiquée à 2 h. 1/2. A ce moment les crises sont continuelles, on en compte 2 ou 3, à intervalles de 5 minutes. Le pouls est à 100, fort et plein, mais la respiration est très fréquente (44 par minute) et uniquement diaphragmatique ; le thorax immobilisé se meut en masse. L'opération se fait sans incident, l'anesthésie à l'éther est bien supportée ; les crises cessent, la respiration devient plus calme. M. Souligoux pratique la trépanation avec une fraise de 6 à 7 mm. et l'injection est faite en plein tissu cérébral au niveau de la région frontale, en avant des circonvolutions rolandiques. MM. Borrel et Salimbeni avaient bien voulu venir assister à l'opération. Ils avaient apporté du sérum desséché, qui est de nouveau hydraté et solubilisé dans du sérum artificiel ; on injecte 6 cc. lentement avec une seringue à vis. Le malade réveillé, les contractures reparaissent très fréquentes la nuit suivante.

10 juin. — T. 38,8, P. 96, R. 36. Le processus paraît donc nettement enrayé dans sa marche, jusque-là croissante ; une injection de 20 cc. de sérum antitétanique est pratiquée sous la

peau. Le soir, T. 37,6, P. 84, R. 36.--10 gram. de chloral en 2 fois.

11 matin. — Amélioration réelle. T. 37,4, P. 84, R. 33 ; la nuit a été meilleure et, de 8 à 5 heures du matin, on n'a compté que 29 crises ; le matin, les crises redeviennent fréquentes ; on fait une injection sous-cutanée de 20 cc. ; 10 grammes de chloral en lavement.

12. — Amélioration manifeste ; R. 27, P. 84 ; la quantité d'urine, au dessous de 1 litre, est aujourd'hui de 1200 cc. ; néanmoins, on fait encore une injection sous-cutanée de 20 cc. de sérum et on donne 8 grammes de chloral.

Les jours suivants, l'amélioration persiste ; le malade dort la nuit du 12 au 13 ; les crises existent encore, mais moins intenses et moins fréquentes ; elles sont plus fréquentes dans la journée. Le chloral est continué.

15. — T. 38,2, les crises redeviennent fréquentes ; R. 33, urines, 1500 gr. Cette poussée est finie le lendemain. Les plaies opératoires sont en bon état.

20. — T. 38,4, les symptômes tétaniques sont toujours en voie d'amélioration ; le malade a un peu de délire.

22. — La contracture a beaucoup diminué ; le malade remue la tête ; les mâchoires s'écartent, on commence l'alimentation, (œufs). Cependant les membres inférieurs restent contracturés.

Les ulcères variqueux sont en voie de cicatrisation ; il y a une escarre sacrée que l'on panse à la poudre de Lucas-Championnière.

Les crises ont disparu ; le malade se remue dans son lit, il mâche la viande. Depuis le 21, le malade a des troubles cérébraux ; délire agité la nuit, plus calme le jour ; tendances érotiques, mais bientôt tout cela se calme.

A partir du 12 juillet, le malade est considéré comme guéri. Le malade, revu le 31 juillet, ne présente aucun trouble psychique.

Observation III

Un cas de tétanos traité par l'injection intracérébrale d'antitoxine, par M. le docteur Forgue, professeur à la Faculté de Montpellier, et M. le docteur Roger (d'Agde).

Le nommé Antoine Mathieu, âgé de 32 ans, agriculteur, se blesse, le 1ᵉʳ juin, en labourant ; une des pointes de l'instrument s'enfonce dans le gros orteil gauche au niveau de l'articulation de la première et de la seconde phalange. Malgré cette blessure, Mathieu continua quelques instants son labour. Après 6 ou 7 jours de repos, Mathieu reprit son travail. Il le continua jusqu'au 3 juillet.

Dans la journée du 4 juillet, il ressentit, dans la jambe gauche, des douleurs irradiées jusqu'à la cuisse. Le 5, les douleurs s'aggravèrent ; en même temps, le malade éprouvait une certaine raideur dans les muscles de la nuque et de la mâchoire. Le 6 juillet, le docteur Roger (d'Agde) trouve un trismus très net et un commencement de contracture au niveau des muscles de la nuque ; le pouls était à 110, la température à 37°6. Le traitement classique fut prescrit d'urgence : isolement ; chloral de bromure à la dose quotidienne de 10 gr.; 4 centigrammes de chlorhydrate de morphine. Dans les journées du 7 et du 8, l'état se maintint sans aggravation ; le 10, trois injections de 10 cm. cubes de sérum antitétanique furent faites dans la journée et dans la nuit. Le 11, on fait trois nouvelles injections de 10 cm. cubes, pas de résultat appréciable ; le trismus persistait ; la contracture de la nuque gagnait les muscles du dos ; la respiration était gênée et superficielle ; il y avait de la dysphagie ; le pouls était à 120, la température à 38,4.

Dans la journée du 12, trois nouvelles injections de 10 cm. cubes : nul résultat; le trismus est plus accentué, les muscles du dos se tétanisent; la contracture gagne les membres inférieurs ; le pouls est à 120, la température à 38,5.

Le lendemain 13 juillet, aggravation telle de tous les symptômes que la situation du malade paraît désespérée ; le patient est en opisthotonos; il présente des crises convulsives violentes et fréquentes; le masque sardonique est très net ; la contracture a gagné une partie des muscles de l'abdomen et de la poitrine, et la respiration est anxieuse; la déglutition est impossible. MM. le professeur Forgue, les docteurs Roger, Biscons et Bédos considèrent le malade comme perdu, étant données l'aggravation soudaine de ce cas, qui paraissait devoir évoluer d'une façon chronique, et la généralisation de l'intoxication tétanique.

L'injection intra-cérébrale de sérum antitétanique est proposée, comme ultime et précaire ressource, aux parents, qui l'acceptent.

La tête est rasée et aseptisée. Malgré toutes les précautions de douceur, ce simple soin détermine sept crises convulsives violentes.

L'anesthésie chloroformique a été mal supportée; dès les premières inhalations, sont survenus des phénomènes d'asphyxie très menaçants. Suivant les règles indiquées par Quénu dans son observation première, on fait, à droite et à gauche, deux petits trous de trépan, et on injecte, à 6 ou 7 centimètres de profondeur, du côté droit, 6 cm. cubes, du côté gauche, 7 cm. cubes, en y mettant 7 à 8 minutes et en prenant soin de répandre une partie du liquide sous les enveloppes cérébrales, avant de retirer complètement l'aiguille.

L'opération avait lieu à 5 heures ; de 5 à 7 heures, le malade a eu 30 crises convulsives provoquées par le plus léger bruit, par le simple frottement du drap de lit. La température est à

3

39 degrés, le pouls à 120, la respiration très superficielle. Entre 7 et 11 heures du soir, les crises demeurent très fréquentes, on compte 38 secousses convulsives graves dans ce court laps de temps. Mais, à partir de 3 heures du matin, les crises commencent à s'espacer ; la respiration devient plus aisée ; la contracture des membres inférieurs tend à disparaître. Le soir du 14 juillet, l'amélioration tend à s'accentuer ; les crises sont rares ; il semble que la raideur des muscles de la colonne vertébrale diminue et que le malade peut faire quelques mouvements de latéralité du tronc dans son lit. En même temps que l'on insiste sur le chloral et le bromure, on fait, dans la journée du 14, deux injections de 10 cm. cubes de sérum antitétanique.

Dans la nuit du 14 au 15 juillet, le malade a pris un sommeil de quelques heures. Le 15, la température est à 37°8 ; le pouls est ramené à 84 ; la dysphagie a presque disparu et le malade a pu prendre quelques bols de lait.

Les secousses convulsives ont disparu ; le malade peut ouvrir la bouche, le rictus a diminué ; il ne persiste que de la raideur dans les muscles du cou et de la nuque ; mais on note une excitation cérébrale très vive.

Le lendemain 18 juillet, l'amélioration est très grande ; le rictus a cédé, le cou a perdu sa rigidité, la température est à 37°5, le pouls à 80; la respiration est à peu près normale. Mais l'excitation cérébrale persiste. Dans les journées des 17 et 18 juillet, la raideur de la nuque achève de disparaître ; le malade peut s'asseoir dans son lit. A partir du 20, le patient s'alimente, dort profondément et peut se lever quelques heures dans la journée. Après le 22 juillet, la guérison peut être considérée comme complète.

OBSERVATION IV

Un cas de tétanos traité par l'injection intra-cérébrale d'antitoxine,
par M. L. Ombrédanne.

Le nommé Eugène J..., âgé de 11 ans, est entré le 25 juillet, dans la soirée, à l'Hôpital des Enfants malades, salle Giraldès, n° 11, dans le service de M. Lannelongue.

C'est un garçon bien constitué, qui semble intelligent ; il ne porte aucune trace de tare héréditaire et n'a pas de passé pathologique. Ses parents, à son entrée, racontent à l'interne de garde que, quatre jours avant, il aurait fait une chute ; il serait tombé d'un échafaudage d'environ 3 m. de haut. C'est depuis ce moment qu'il est mal à son aise, et c'est cet accident que les parents incriminent. Notre collègue ne constate qu'une légère contracture des extenseurs du rachis quand on remue le malade et un peu de raideur dans la mâchoire ; il prescrit 2 gr. de chloral.

Nous examinons l'enfant le lendemain matin, 26 juillet. En le découvrant, nous constatons, au-dessous du genou gauche, une excoriation de la taille d'une lentille, reposant sur une base rouge et tendue, présentant les caractères de l'œdème inflammatoire, et recouverte d'une croûte sèche, jaunâtre, sous laquelle il ne semble pas y avoir du pus.

Cette lésion date du 16 juillet et provient d'une chute dans la rue ; il pleuvait, l'enfant a glissé et son genou a porté sur le bord du trottoir ; les parents lui ont fait un pansement sommaire avec un peu de toile et de la pommade camphrée.

Le malade accuse seulement un peu de céphalalgie ; la lumière l'incommode ; néanmoins, il ne fait aucun effort pour l'éviter ; il est apathique.

Sa température est de 37,6. Le pouls est un peu accéléré.

Lorsqu'on cherche à asseoir l'enfant, les muscles de la nuque et du rachis se contractent, le tronc s'infléchit en opisthotonos. Il n'y a pour ainsi-dire pas de trismus ; l'enfant arrive à ouvrir la bouche largement, mais avec peine ; il boit facilement. Les membres supérieurs sont libres et souples, le malade s'en sert; mais le thorax semble peu mobile dans l'inspiration ; les respirations sont normales ; les membres inférieurs semblent un peu raides, mais se laissent cependant fléchir.

Il n'y a pas de contractures paroxystiques, pas de crampes douloureuses ; constipation, urines normales. Nous songeons à une méningite cérébro-spinale ; le malade est soumis à M. Netter.

Le trismus semble avoir un peu augmenté ; nous continuons à donner un bain à 38°, pendant 10 minutes, toutes les 3 heures. Aucun médicament n'est administré.

Le 29, l'état est stationnaire. La ponction lombaire est faite dans l'après-midi.

Le 30, l'état s'est aggravé, l'orbiculaire des lèvres est contracté, la bouche proémine en avant, les sillons naso-labiaux sont creusés ; le ventre est dur et contracturé, son exploration donne lieu à une secousse des jambes et à la congestion de la face. Le diagnostic de tétanos s'impose, le trismus augmente. Du grattage de l'excoriation, on ne tire pas de bacilles de Nicolaïew ; on en injecte sous la peau du ventre après avoir demandé aux parents l'autorisation d'opérer.

A 2 heures, le trismus a augmenté, le thorax est contracturé, la circulation veineuse se dessine à la surface.

L'abdomen est complètement contracturé ; les insertions diaphragmatiques sont douloureuses.

L'enfant boit encore à la cuiller, mais avale très difficilement et même le liquide est rejeté.

L'opération est faite à 6 heures, en présence de MM. Roux et Borrel.

A 9 heures du soir, l'enfant est agité ; il se plaint de la poitrine ; le pouls est irrégulier, rapide, la respiration est régulière, 22 par minute ; l'excitabilité du malade est fort exagérée.

Néanmoins, les contractures permanentes n'ont pas gagné en étendue.

Le 31 juillet, l'état est le même ; on fait une injection soucutanée de 20 cm. cubes.

Le 1er août, éruption à teinte rosée ; les contractures persistent, le malade est calme.

Le 2 août, l'éruption a pâli, les contractures ont diminué. L'enfant cause, ne souffre plus et se croit guéri.

Le 4 août, l'état a peu varié.

Le 8, on augmente l'alimentation.

Le 9, l'enfant se lève (10 jours après l'injection intra-cérébrale): Il marche comme un homme de bois, bras et jambes raides.

Le 10 août, il se promène seul dans la salle en se soutenant aux lits.

L'enfant quitte l'hôpital, le 25 août, semblant complètement guéri.

OBSERVATIONS V ET VI. — M. Vilon, de Versailles, cite deux cas de tétanos aigu guéris par la méthode de Roux-Borrel, sans autre traitement.

L'injection fut pratiquée dans les 8 premières heures qui suivirent la constatation des symptômes tétaniques.

OBSERVATION VII. — A la Société de chirurgie du 16 novembre 1898, M. Lucas-Championnière cite le cas d'un tétanos chronique où il attendit 8 jours pour faire l'injection. Le malade a guéri.

§ II. — CAS DE MORT

OBSERVATION PREMIÈRE
(Résumée)
Due à M. Bacologlu

Le cas de M. Bacologlu a trait à un tétanos médical sans fièvre, avec un pouls à 108, et 30 respirations. L'évolution rapide
des symptômes impliquait, néanmoins, un pronostic grave. Le
sérum a été injecté dans le cerveau et sous la peau, 24 heures
après le début des symptômes. Le cerveau a reçu la valeur de
14 centimètres cubes de sérum ordinaire. Le soir même, la
température montait à 39,5, le pouls à 150. La température
est retombée à 38°. Le lendemain matin, le malade était mort.

L'autopsie a laissé voir un petit foyer de ramollissement à
l'endroit même de l'injection.

OBSERVATION II
Un cas de tétanos traité par l'injection intra-cérébrale d'antitoxine par
M. Robert, interne provisoire des hôpitaux.

Le 9 août 1898, à deux heures de l'après-midi, entre, dans le
service de M. Roger, à l'hôpital de la Porte d'Aubervilliers, le
nommé Aug. P..., 56 ans, déjà en état de contracture. P...,
ouvrier dans une fabrique de colle, travaille au milieu des
débris d'animaux. Il s'est blessé à la paume de la main, il y
a trois semaines, avec un morceau d'os ; il montre une cicatrice à la racine du médius droit. Porteur de volumineuses
varices, il a eu un ulcère variqueux actuellement cicatrisé.

Le malade n'a remarqué aucune modification récente du côté de ses cicatrices. Une hernie inguinale gauche, datant de 15 ans, est parfaitement réductible. Sur la face dorsale du pied, on remarque un cancroïde de la grosseur d'une noix.

Sur le visage et aux mains, nombreuses traces de brûlures survenues, il y a trois ans, avec un acide fort. Les artères sont athéromateuses.

Le début remonte au 8 août, la veille au matin. A ce moment, le malade a ressenti de la gêne dans la mastication et dans l'articulation des mots, en même temps qu'un peu de céphalée sans autres accidents. La raideur du cou le réveille dans la nuit.

Au moment de son entrée à l'hôpital, bien que le début des accidents ne remonte pas à plus de 24 heures, on constate déjà du trismus et de la raideur de la nuque. La langue ne peut plus être tirée entre les arcades dentaires ; la tête est en extension forcée, arc-boutée sur l'oreiller. T., 38°6.

On donne 4 grammes de chloral en lavement ; on fait une injection sous-cutanée de 40 grammes de sérum antitétanique. On décide de pratiquer l'injection intra-cérébrale, et on prévient M. Sébileau, chirurgien de garde, et M. Borrel.

La trépanation est faite à 7 heures du soir. Deux petites ouvertures sont faites de chaque côté, et l'injection est faite par M. Borrel. Pendant la chloroformisation, le trismus n'a pas cessé, au point que la langue a dû être saisie par une brèche latérale des arcades dentaires. La durée de la chloroformisation a été de 45 minutes. Pendant l'opération, on a remarqué un certain degré de contracture du bras droit. Dans la nuit du 9 au 10, le malade éprouve quelques secousses douloureuses qui montent de l'aine vers le thorax, en amenant une contraction tonique de quelques secondes, très douloureuse, provoquant des gémissements. Les crises se rapprochent le matin, et chaque interrogatoire du malade en fait naître une nouvelle.

Le trismus est très intense, la contracture pharyngienne apparaît, rendant difficile le passage du lait. Tel est l'état du tétanique le 10 au matin. On constate déjà une augmentation d'intensité de la contracture. Le biceps forme une corde très dure du côté droit. T., 38°. P., 124.

Vers 10 heures, le malade arrive à déglutir un peu de lait. Son état ne paraît pas plus grave quand, brusquement, à onze heures, il est repris de quelques mouvements convulsifs et meurt.

L'autopsie, pratiquée le lendemain 11 août, révèle les lésions suivantes :

Au niveau des points trépanés, légère hémorragie sous-cutanée. A l'ouverture du crâne on trouve : sur la pie-mère, à droite, une ecchymose de la grosseur d'une tête d'épingle ; à gauche, un épanchement de la grandeur d'une pièce de un franc, correspondant à la partie moyenne de la deuxième circonvolution frontale. La longueur de cet épanchement, purement méningé, est de 2 centimètres environ, de haut en bas. On remarque de l'œdème de la pie-mère à la surface des circonvolutions motrices à gauche. Après avoir dépouillé la surface de la substance grise de son revêtement méningé, on trouve : à gauche, une piqûre imperceptible ; à droite, deux piqûres, l'une sur la deuxième circonvolution frontale, l'autre à 3 millimètres plus loin dans un sillon. Ce sont deux points du même trajet, qui est en séton par rapport à la circonvolution. A la coupe, on découvre, à gauche, une cavité insignifiante, de la grosseur de l'aiguille ; à droite, un foyer sous-cortical. Ce foyer sous-cortical présente le volume d'un grosse noisette : il est rempli de sang liquide, ses parois sont lisses et couvertes d'un piqueté hémorragique.

Le foie est à peu près normal. Le péricarde renferme un peu de liquide hémorragique. L'aorte est légèrement dilatée, presque sans athérome. La valvule mitrale est un peu scléreuse, on

trouve de l'athérome autour des coronaires. La hernie inguinale est incisée couche par couche ; le sac ne contient pas de
liquide, l'intestin est normal. Il n'y a pas de lésions micros-
copiques des autres organes.

On introduit sous la peau d'un cobaye un fragment du sac
herniaire ; sous la peau d'un second, un lambeau correspondant à la cicatrice de la main droite ; enfin, un troisième reçoit
un fragment du cancroïde du pied. Le premier cobaye meurt
de septicémie ; on ne trouve pas de bacille de Nicolaïew dans
le pus qui s'est formé au point d'inoculation. Le second
cobaye meurt de gangrène gazeuse ; le troisième survit.

OBSERVATION III

(Résumée)

Due à MM. Herkel-Reynès

Un cas de tétanos traité par l'injection intra-cérébrale d'antitoxine

Ici l'on a affaire à un tétanos à incubation de longueur
indécise, mais probablement courte. La généralisation des
contractures est assez rapide ; mais les symptômes généraux
manquent presque totalement. L'intervention a eu lieu le
troisième jour. La température s'élève à 38°5, le pouls et la
respiration augmentent de fréquence (P = 120 ; R = 50). Les
mêmes doses de sérum que précédemment sont injectées dans
les deux hémisphères. Les contractures ne cessent pas, la
température atteint 41 degrés. On fait une injection de sérum
artificiel sous la peau. La mort survient 44 heures après l'intervention et 82 heures après le début symptomatique. A l'autopsie, un des trajets intra-cérébraux n'avait pas laissé de traces ; l'autre était légèrement hémorragique.

OBSERVATION IV

Un cas de tétanos traité par l'injection intra-cérébrale d'antitoxine,
par M. Delmas.

Le jeune Ernest L..., 14 ans 1/2, petit clerc d'avoué, entre,
le 15 août, à l'hôpital civil de Versailles, dans le service de
M. Parelle. Ce jeune homme avait fait une chute d'une échelle
sur le sol, d'une hauteur de 3 mètres environ, chute dans
laquelle il se fit une fracture des deux os de l'avant-bras droit,
avec une plaie située au-dessus du trait de fracture, à la partie
antérieure de l'avant-bras, mais ne communiquant pas avec la
fracture elle-même. Après un examen attentif et une antisepsie
soignée, la plaie qui ne présentait rien d'anormal fut suturée. Les
jours suivants, le malade allait aussi bien que possible, lors-
que, le 19 août, il se forme un phlegmon au bras. Les deux
points de suture sont immédiatement enlevés, la plaie débridée
et le bras mis dans des bains prolongés de sublimé.

Le 20 août, nouveau débridement. Bains prolongés de
sublimés et pansement humides. Le malade passe une bonne
nuit.

Le 21 août, les bains locaux de sublimé sont continués.

La suppuration est beaucoup moins forte et diminue sensi-
blement. Mais, dans la nuit du 20 au 22, le malade devient
très agité et présente les premiers symptômes du tétanos.

Le 22 août au matin, trismus intense, mettant le malade
dans l'impossibilité absolue d'écarter les mâchoires. Alimentation solide impossible, mais les liquides passent facilement.
Pas de dysphagie ; T. 38, les muscles de la tête et de la nuque
se contracturent et le malade ne peut tourner la tête, immo-
bilisée sur son oreiller. Rire sardonique. Pas de dyspnée. Le
malade répond, quoique avec peine, aux questions qui lui

sont posées. On l'isole à l'abri de la lumière et du soleil et on lui prescrit :

Bromure de potassium
Chloral. . . . . $\Big\}$ ââ 4 gr.

Cette potion lui procure un peu de repos ; mais l'accalmie est de courte durée, et les accidents se reproduisent plus intenses.

Le soir, la température s'élève à 38° 8. Nuit agitée.

Le 23 août matin,. T. 39, P. 130, R. 42. La dose de chloral et de bromure est augmentée et portée à 6 grammes.

Depuis l'apparition des premiers symptômes, le malade n'a pas eu de selles et la quantité d'urine n'est pas supérieure à 200 grammes.

C'est alors qu'on fait venir M. Roux, qui fait lui-même l'injection intra-cérébrale, à 6 heures du soir, sans incident. Préalablement, on a fait, à droite et à gauche de l'ombilic, une injection de 20 cc. de sérum. Après l'opération, les contractures et les crises douloureuses reparaissent.

Le 23, à 8 h. du soir, T. 38.7, P. 120, R. 40.

Le 23, à 9 h. 1[2 soir, T. 38,8, P. 120, R. 40. Contractures permanentes des muscles de la nuque et du dos. Les jambes sont à demi fléchies sur les cuisses dont les muscles ont des contractures spasmodiques. Légère incurvation à gauche. La respiration, quoique rapide, est assez régulière, mais haletante : inspiration et respiration plus courtes qu'à l'état normal. Les accès convulsifs affectent surtout le rythme respiratoire, qui tend à devenir celui de Cheyne Stockes. Espace de Traube normal. Pouls régulier, plein, assez fréquent. Moiteur constante de la peau.

A 10 h. du soir, l'état du malade s'aggrave subitement.

11 h. soir,   T. 38,9, P. 125, R. 45.
Minuit,   T. 39, P. 125, R. 45.
3 h. du matin, T. 39,2, P. 120, R. 48.

Survient alors une crise intense après laquelle le malade
peut à peine parler.

A 5 h. du matin, autre crise violente, le malade perd connaissance.

7 h. 1|2, T. 40, P. 130, R. 48. Surviennent des spasmes
du pharynx et de la glotte. Le malade meurt.

A l'autopsie, on trouve une faible congestion de la pie-mère;
rien de particulier dans les ventricules. La substance cérébrale
est un peu congestionnée et œdématiée. A l'endroit de l'injection, piqueté hémorragique et une cavité de la grosseur d'un
pois remplie de sang. Rien du côté du cœur; l'aorte est légèrement rétrécie. Hémorragies sous-pleurales, adhérences pleu-
rales. Foyers tuberculeux. *Dans le poumon droit, on trouve
quelques foyers de bronchopneumonie.*

Tube digestif, foie, rate, épiploon, le tout normal.

L'examen microscopique du liquide recueilli dans la plaie de
l'avant-bras démontre la présence de vibrions septiques asso-
ciés à d'autres microbes et au bacille de Nicolaïew.

OBSERVATION V. — M. Hue, de Rouen, communique, à la
Société de Chirurgie, séance du 16 novembre 1898, l'observation d'un enfant de 12 ans qui fut atteint d'une fracture de
l'extrémité inférieure gauche compliquée d'une plaie ayant été
souillée par la terre. Malgré un lavage au sublimé, le sixième
jour. l'enfant fut pris de trismus. 24 heures après, M. Hue fit
une trépanation de chaque côté et une injection intra-crânienne
de sérum antitétanique. Peu de temps après, il fit la même
injection à la cuisse ; la température monta à 40°8 et l'enfant
mourut le soir. A l'autopsie, on trouva une ecchymose sur la
pie-mère et une petite cavité dans la substance blanche.

OBSERVATION VI. — M. Lucas-Championnière a fait, avec
M. Borrel, une injection intra-crânienne dans un cas de téta-

nos, survenu après une hystéropexie. La malade mourut
36 heures après.

OBSERVATION VII. — M. Reclus a fait une injection avec
M. Borrel ; le malade est mort 24 heures après.

OBSERVATION VIII. — M. Chaput rapporte, à la Société de
Chirurgie de novembre 1898, l'observation d'un tétanos récent
auquel il a fait une injection intra-cérébrale de sérum antitétanique ; l'injection fut poussée très lentement, le malade alla
mieux, mais le trismus n'avait pas encore cédé et le malade ne
pouvait s'alimenter. M. Chaput lui fit une gastrostomie Le
malade mourut trois jours après.

OBSERVATION IX. — M. Richelot, rapporte l'observation d'un
tétanos d'origine abdominale; l'injection intra-cérébrale n'em-
pêcha pas la mort.

OBSERVATION X. — M. Hartman cite un insuccès.

OBSERVATION XI. — M. Nélaton communique l'observation
d'un malade atteint de tétanos peu marqué depuis 24 heures.
Il fit venir M. Borrel qui, en présence d'une température de
40°5 et d'un pouls de 140, se refusa à faire l'injection ; le malade
mourait une heure après.

OBSERVATION XII. — A la Société de Chirurgie du 30 novembre 1898, M. Routier communique l'observation d'un
homme de 52 ans qui, 19 jours après une plaie de la main,
fut pris des premiers symptômes de tétanos. Le 21e jour,
il subit une injection intra-cérébrale et une injection sous-cutanée de sérum. Il y eut une certaine détente des phénomènes,
la température baissa ; mais, cependant, la mort survint 24 h.
après l'injection.

CHAPITRE V

RÉSULTATS

S'il nous est impossible de conclure en faveur du traitement de Roux et Borrel, du moins nous sommes en droit d'attendre de nouvelles guérisons, bien que la mortalité ait semblé augmenter.

L'Institut Pasteur offre une statistique de 16 cas de tétanos avec 8 guérisons.

Si nous ne pouvons affirmer que l'injection intra-cérébrale de sérum antitoxique a bien pu être la cause de la guérison, nous pouvons ajouter qu'elle n'a pas eu d'inconvénients ultérieurs, sauf quelques troubles psychiques passagers que nous trouvons relatés dans les observations de MM. Chauffard, Quénu et dans celle de M. Garnier.

L'observation de M. le professeur Forgue nous représente un tétanos, à forme d'abord lente, qui, subitement, prend un caractère aigu. Le traitement de Roux-Borrel, ultime ressource, est appliqué et donne un résultat des plus brillants et très concluant.

Ce cas nous prouve que l'injection intra-cérébrale de sérum antitoxique est, à l'encontre de beaucoup d'autres traitements, non seulement possible dans un hôpital, mais bien aussi à la campagne, dans une chaumière ; de plus, elle ne demande pas une instrumentation spéciale.

Les cas d'insuccès que nous relatons n'infirment en rien la valeur de la méthode de MM. Roux et Borrel. La plupart du temps, l'opérateur a eu affaire à des cas subaigus particulièrement graves (Bacaloglu), à des cas de tétanos d'origine abdominale que l'on sait être toujours mortels (Lucas-Championnière). Souvent l'injection a été faite trop longtemps après le début des premiers symptômes du tétanos. L'intervention n'a précédé la mort que de quelques heures, comme dans le cas de M. Robert, qui était un type à évolution très rapide. Ailleurs, la mort est survenue chez un tétanique injecté, à qui l'on a dû faire une gastrostomie (Chaput). Dans d'autres cas, l'autopsie aurait révélé des foyers de bronchopneumonie. C'est ainsi que l'on a pu voir que l'injection avait été faite dans un sillon au lieu d'être poussée dans la substance cérébrale (Robert).

CONCLUSIONS

1° Le sérum antitétanique, administré par la voie sous-cutanée, n'est pas curateur. Il joue seulement un rôle préservatif, dans les cas de plaies susceptibles de se compliquer de tétanos.

2° Les expériences de MM. Roux et Borrel ont montré que, pour être véritablement efficace, l'antitoxine devait être injectée dans la substance cérébrale ; les observations de MM. Chauffard et Quénu, Garnier, Ombrédanne, et celle de M. le professeur Forgue ont apporté la vérification clinique aux conclusions expérimentales de MM. Roux et Borrel.

3° Les injections intra-cérébrales d'antitoxine doivent être tentées dès le début du tétanos confirmé.

4° Les cas de guérison sont trop peu nombreux pour que l'on puisse faire de la méthode de Roux et Borrel le traitement rationnel et spécifique du tétanos ; mais il semble que les formes subaiguës, ayant débuté à une période peu rapprochée du traumatisme tétanigène, sont justiciables de cette intervention.

5° Les cas suraigus et aigus, à début rapide, semblent encore échapper à la sérothérapie intra-cérébrale.

6° On doit toujours espérer une amélioration, en mettant en œuvre la méthode de Roux et Borrel dans tous les cas de tétanos confirmés, l'injection intra-cérébrale étant de réalisation simple et ne présentant pas de dangers d'aggravation si elle est faite dans les conditions de la chirurgie aseptique actuelle.

BIBLIOGRAPHIE

Société de Chirurgie. — Observation de M. le professeur Forgue (un cas de guérison de tétanos par injection de sérum antitétanique), 1898.

FORGUE et RECLUS. — Thérapeutique chirurgicale, 1898.

DEBOVE et ACHARD. — Manuel de Médecine, 1897.

DIEULAFOY. — Pathologie interne.

Semaine Médicale. — Du tétanos, 1890.

TEISSIER. — *Semaine Médicale,* 1893.

ROUX et VAILLARD. — *Annales de l'Institut Pasteur,* 1893.

COURMONT et DOYON. — Le tétanos, 1899.

— *Archives de Physiologie,* 1893.

— De la substance toxique qui engendre le tétanos. *Lyon Médical,* 93.

COURMONT, DOYON, PAVIOT. — *Société de biologie,* mai 1898.

— *Archives de Physiologie,* juillet 1898.

COURMONT et DOYON. — Congrès de Liège, 1892.

COURMONT. — Congrès de Nantes, 1898.

VILLARD. — *Gazette des Hôpitaux,* 1888.

RÉNON. — *Annales de l'Institut Pasteur,* 1892.

CHAUFFARD et QUÉNU. — *Presse Médicale,* juin 1898.

ROUX et BORREL. — *Annales de l'Institut Pasteur,* avril 1898.

REYNÈS et HECKEL. — *Presse Médicale,* 7 septembre 1898.

ROUX et BORREL. — Congrès de Madrid, avril 1898.

HEYMANS. — *Semaine Médicale,* 26 nov. 1898.

VILON. — *Semaine Médicale,* nov. 1898.

RICHELOT. — Nature et traitement du tétanos, *Revue Sc. Méd.,* 1887.

ROBERT. — *Presse Médicale,* 31 août 1898.

Tizzoni et Cattani. — Sur l'Antitoxine du tétanos.
Nocard. — *Académie de Médecine*, 1895 et 1897.
Bacaloglu. — *Gaz. des Hôp*, 1898.
Ombredanne. — *Presse Médicale*, 1898.
Delmas. — *Presse Médicale*, 1898.
Mongous. — *Semaine Médicale*, 1898.
Sicard. — *Société de biologie*, 1898.
Jaboulay. — *Lyon Médical*, 1898.
Tizzoni et Cattani. — *Archives de Biologie*, 1891.

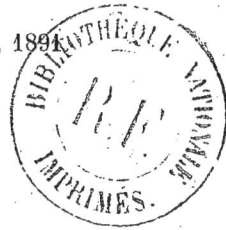

www.ingramcontent.com/pod-product-compliance
Lightning Source LLC
Chambersburg PA
CBHW071339200326
41520CB00013B/3030